DE LA

CASTRATION TUBO-OVARIENNE

COMME

TRAITEMENT RADICAL

DES

SALPINGITES CHRONIQUES NON SUPPURÉES

DES

MÉTRORRHAGIES CAUSÉES PAR LES FIBROMES

ET DE LA

DYSMÉNORRHÉE OVARIENNE

D'après les documents et observations recueillies dans le service du

Dr POZZI

PAR

Le Dr P. CHARRIER

Ancien interne des hôpitaux,
Lauréat de la Faculté (prix de thèses, médaille d'argent).

PARIS

TYPOGRAPHIE A. DAVY

52, RUE MADAME, 52

—

1892

SERVICE CHIRURGICAL DE GYNÉCOLOGIE DE LOURCINE-PASCAL

DE LA
CASTRATION TUBO-OVARIENNE

COMME

TRAITEMENT RADICAL

DES

SALPINGITES CHRONIQUES NON SUPPURÉES

DES

MÉTRORRHAGIES CAUSÉES PAR LES FIBROMES

ET DE LA

DYSMÉNORRHÉE OVARIENNE

Service chirurgical de gynécologie de Lourcine-Pascal

DE LA
CASTRATION TUBO-OVARIENNE

COMME

TRAITEMENT RADICAL

DES

SALPINGITES CHRONIQUES NON SUPPURÉES

DES

MÉTRORRHAGIES CAUSÉES PAR LES FIBROMES

ET DE LA

DYSMÉNORRHÉE OVARIENNE

D'après les documents et observations recueillies dans le service du
Dr POZZI

PAR

Le Dr P. CHARRIER
Ancien interne des hôpitaux,
Lauréat de la Faculté (prix de thèses, médaille d'argent).

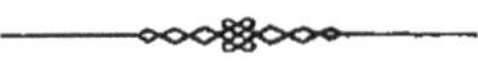

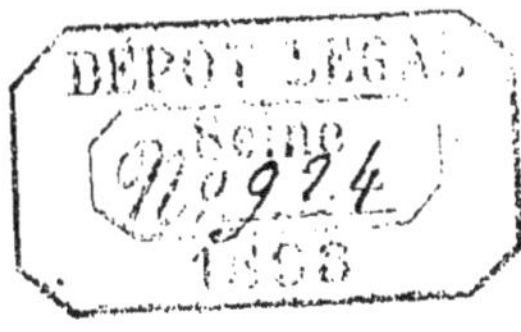

PARIS

TYPOGRAPHIE A. DAVY
52, RUE MADAME, 52

—

1892

DE LA

CASTRATION

COMME TRAITEMENT DES HÉMORRHAGIES

DANS LES FIBROMES DE L'UTÉRUS

Pendant l'année 1890, nous avons eu l'occasion, à l'hôpital Lourcine-Pascal, de faire quatre fois l'ablation des annexes comme traitement indirect des corps fibreux de l'utérus. Malgré la gravité exceptionnelle de l'un d'entre eux, les suites opératoires ont toujours été des plus simples et une très grande amélioration en a été la conséquence.

OBSERVATION Iʳᵉ. — *Petit corps fibreux de l'utérus ; hémorrhagies graves ; ablation des annexes ; guérison.*

(Communiquée par mon ami Cazenave, interne des hôpitaux)

T... (Philomène), 46 ans, entrée le 3 juin 1890, salle Pascal.

Antécédents héréditaires : nuls. Antécédents personnels : réglée à 14 ans, toujours régulièrement; se marie à 28 ans; première grossesse neuf mois après; deuxième grossesse à 32 ans, présentation de l'épaule, suivie de métrorrhagie ayant duré trente-quatre jours; troisième grossesse à 35 ans.

Début de la maladie il y a deux ans, à la suite d'un effort. Sensation de pesanteur dans les lombes, pertes de sang à la suite desquelles les règles cessent d'être régulières ; la malade perd sans cesse; néanmoins, entre le 8 janvier et le 8 mars la malade n'a pas perdu. Le 21 mars, nouvelle perte qui la force à entrer à l'hôpital, où elle est examinée par M. Picqué pour la première fois. Cet examen donne les résultats suivants : rien à la palpation simple. A la palpation combinée avec le toucher, on trouve un gros col, un allongement de la lèvre antérieure ; l'utérus est dévié en arrière et à gauche. En enfonçant

Charrier   1

profondément la main abdominale à gauche au-dessus de l'aine, on trouve une tumeur dure, arrondie, qu'on suppose n'être autre chose que l'utérus hypertrophié. Au spéculum, col gros, non ulcéré. Hystéromètre, 9 centimètres. Amélioration de la malade par le repos. Elle quitte le service le 5 avril mais revient le 3 mai. M. Pozzi l'examine, confirme ce qui est écrit plus haut et trouve sur le fond de l'utérus un fibrome faisant saillie dans le cul-de-sac latéral gauche. Hystéromètre, 11 centimètres. La malade étant toujours sous le coup de nouvelles hémorrhagies, qui l'empêchent de travailler, réclame un traitement qui la débarrasse de cette menace perpétuelle. M. Pozzi propose la castration.

Le 17 juin 1890, la malade est endormie et l'examen fait sous le chloroforme confirme les données précédentes.

L'opération est pratiquée le même jour. Incision sur la ligne médiane de 8 centimètres; les annexes sont amenées au dehors et enlevées sans que l'opération ait présenté aucune particularité. Pendant l'opération, M. Pozzi, en explorant l'utérus, constate la présence du petit fibrome qu'il avait signalé à l'examen. Suites opératoires excellentes. Réunion le huitième jour par première intention. La malade a quitté l'hôpital le 26 juillet, se portant parfaitement bien. Revue au mois d'octobre; les hémorrhagies ne sont pas revenues.

OBSERVATION II. — *Petit corps fibreux de l'utérus; hémorrhagies persistantes; ablation des annexes; guérison.*

(Communiquée par mon ami Cazenave.)

L... (Mathilde), âgée de 38 ans, entrée le 2 mai 1890, salle Pascal A, lit n° 8.

Antécédents héréditaires : nuls. Antécédents personnels : réglée à 14 ans, régulièrement et abondamment (quatre à cinq jours); mariée à 25 ans; première fausse couche de 4 mois six mois après, pendant l'évolution d'une variole; grossesse un an après, couches normales; pendant le travail, déchirure profonde du périnée. En 1880, la malade fait une chute d'escalier; c'est depuis qu'elle commence à se plaindre de douleurs dans le bas-ventre ; elle souffrit cependant pendant quelques mois après son accouchement.

Depuis sa chute, les douleurs augmentent au moment des règles, qui reviennent toutes les trois semaines et durent sept à huit jours.

Depuis trois ans environ tout s'est aggravé ; les règles sont devenues très abondantes et s'accompagnent d'expulsion de caillots. Ballonnement du ventre, anorexie, parfois vomissements incoercibles pendant ces métrorrhagies.

Les phénomènes douloureux ont augmenté d'intensité, la marche, la station debout, toute fatigue sont devenues impossibles. C'est alors (2 mai 1890) que la malade entre dans le service de M. Pozzi. Depuis sa dernière métrorrhagie (durée huit jours) elle est très affaiblie et perd en blanc.

1er *Examen* : Culs-de-sac du vagin libres. Col normal, regarde en arrière. Le fond de l'utérus se trouve en arrière de la symphyse et est dirigé en avant. Dans le cul-de-sac latéral droit et au-dessus on sent une tumeur dure qui semble accolée à l'utérus et qu'on ne peut isoler de cet organe.

M. Pozzi diagnostique un petit corps fibreux. L'examen des annexes ne donne aucun résultat.

La cavité utérine est agrandie, l'hystéromètre accuse 9 centimètres. M. Pozzi propose à la malade l'ablation des annexes pour la débarrasser de ses hémorrhagies. Opération le 2 juillet, précédée d'un deuxième examen sous le chloroforme. M. Pozzi constate alors nettement une petite tumeur située au-dessus de l'union du corps et du col. Il confirme le diagnostic de petit fibrome faisant saillie sur la face latérale droite de l'utérus. Les annexes à gauche, paraissent augmentées de volume, mais sans tumeur proprement dite ; beaucoup d'adhérences ; la profondeur du cul-de-sac gauche est diminuée ; à droite on constate également des adhérences.

Opération : Petite incision. On arrive sur les annexes qui sont très adhérentes dans le cul de-sac de Douglas ; on enlève d'abord les annexes du côté gauche et on constate des lésions de salpingite catarrhale.

Les ovaires sont sains des deux côtés.

On procède alors à l'ablation des annexes du côté droit ;

mêmes lésions et même libération des adhérences qui semblent plus nombreuses et plus résistantes que du côté gauche.

Il a été possible à ce moment de constater l'exactitude du diagnostic par l'exploration directe de l'utérus. On trouve en effet une tumeur dure, du volume d'une grosse noix et faisant saillie sur le bord droit de l'utérus un peu au-dessus de l'insertion vaginale.

A partir du jour de l'opération jusqu'à la sortie de l'hôpital la malade a toujours eu une température normale. Réunion immédiate. Les hémorrhagies n'ont pas reparu. Janvier 1891.

OBSERVATION III. — *Corps fibreux de l'utérus volumineux ; ancienne péritonite ; adhérences intestinales très fortes ; ablation incomplète des annexes.*

(Communiquée par mon ami Cazenave.)

D..., 37 ans, journalière entrée le 27 septembre 1890, salle Pascal A, lit n° 9. Antécédents héréditaires : nuls. Antécédents personnels : à 3 ans le carreau, rougeole ; dysenterie à 17 ans ; petite vérole en 1871 ; angine en 1883 ; jaunisse et coliques hépatiques en 1885. Réglée à 10 ans 1/2. Première grossesse à 23 ans ; fausse couche, péritonite. Deuxième fausse-couche de sept mois en 1878, à 25 ans. Six semaines après douleurs dans le bas-ventre. La malade avait toujours eu un gros ventre.

Le 16 juillet 1890, brusquement elle est prise de douleurs atroces qui l'obligent à rester chez elle. Elle va à Saint-Antoine le 25, entre dans le service de M. Hanot, qui la traite pour une périmétrite, reste sept semaines dans le service et pendant ce temps elle a des hémorrhagies ; enfin, ayant cessé de perdre et de souffrir, elle quitte Saint-Antoine et revient chez elle le 10 septembre.

Elle entre à Pascal le 25 septembre, ses pertes ayant recommencé avec abondance.

M. Pozzi constate un volumineux fibrome dépassant l'ombilic et paraissant adhérent de toutes parts. Il se propose de tenter, si possible, l'hystérectomie, et, dans le cas où elle offrirait de trop grandes difficultés, de faire l'ablation des annexes.

L'opération eut lieu le 16 octobre.

Après l'ouverture du ventre, on se trouve en présence de l'utérus contenant plusieurs fibromes qui lui donnent un aspect irrégulier. La tumeur est étroitement bridée des deux côtés par son inclusion dans le ligament large et elle offre des adhérences étendues en avant et en arrière. En avant le côlon transverse est comme fusionné avec la surface du fibrome dans une étendue de 15 à 20 centimètres; il est manifeste que pour le libérer il faudra pour ainsi dire sculpter la tumeur. En arrière, l'utérus fibromateux ne peut être contourné par la main qui rencontre des adhérences très fortes ; en les rompant, on crève une poche de périmétro-salpingite séreuse qui occupait le cul-de-sac de Douglas et contenait environ un grand verre de liquide légèrement teinté de sang. En présence de la gravité que présenterait une hystérectomie, M. Pozzi décide de se borner à la castration. Les annexes sont enfouies de chaque côté dans des adhérences qui rendent leur recherche extrêmement difficile, car elles sont dissimulées dans une sorte de feutrage fibreux où le doigt ne peut les reconnaître. M. Pozzi arrive cependant à grand'peine à enlever l'ovaire du côté gauche; mais malgré ses efforts et la déchirure violente de nombreuses adhérences, qui donnent issue à beaucoup de sang, il ne peut retrouver ni la trompe gauche ni les annexes droites.

L'hémorrhagie est arrêtée par une compression énergique à l'aide de compresses, éponges chaudes accumulées dans le ventre. Mais pour éviter son retour, on place dans chaque flanc, au niveau où a été faite la recherche des annexes, un sac de gaze iodoformée, que l'on bourre de bandelettes. Ce double tamponnement passe de chaque côté de la tumeur, en arrière de la forte adhérence du côlon qui a été signalée. Les sacs de Mickuliez viennent ressortir immédiatement au niveau de l'union du 1/3 supérieur et 2/3 inférieurs de la plaie abdominale, qui s'étend du pubis à l'ombilic.

Le pansement est changé dans la soirée, il est imbibé de beaucoup de sang.

Le lendemain on renouvelle les bandelettes du tamponnement péritonéal. La plaie donne encore issue à un peu de suintement sanguin pendant deux jours. Les sacs de Mickuliez sont alors retirés et remplacés par une simple lanière de gaze iodoformée. Celle-ci est changée chaque jour et raccourcie jusqu'à ce que la plaie n'offre plus aucune profondeur; on panse à plat le huitième jour.

La cicatrisation se fait régulièrement sans aucune suppuration. Le point par où sortait le double tamponnement est marqué par une dépression très petite. A aucun moment la malade n'a présenté de fièvre ni d'intoxication iodoformée.

La malade a eu une perte assez abondante deux mois après son opération et se plaint encore de douleurs dans le ventre. Celui-ci a pourtant notablement diminué de volume.

OBSERVATION. IV. — *Petit corps fibreux probable ; énorme varicocèle tubo-ovarien; ablation des annexes; guérison.*

(Personnelle.)

E..., (Clémence), 32 ans, entrée le 26 août 1890, salle Pascal A.

Réglée à 14 ans normalement ; à 19 ans première grossesse. Depuis quatre autres grossesses normales, la dernière il y a deux ans ; depuis lors irrégularité de menstruation qui retarde ou qui avance. Depuis le mois d'avril 1890 les métrorrhagies sont incessantes, elle reste à peine quelques jours sans perdre. Incapable de tout travail, elle se sent très affaiblie.

Examen le 20 août : Au toucher, col gros, utérus en antéversion, corps volumineux débordant de quatre travers de doigt le pubis paraissant manifestement élargi. Catéthérisme 10 centim. Culs-de-sac libres, latéralement mais en arrière on sent une tumeur arrondie qu'on suppose être un corps fibreux. En présence des hémorrhagies incessantes et de l'augmentation de volume de l'utérus M. Pozzi diagnostique un fibrome à type métritique; l'on propose la castration qui est acceptée.

Opération le 13 septembre : Incision de 7 centimètres, M. Pozzi trouve l'utérus augmenté de volume mais très régulier. Les ovaires sont gros comme des œufs de poule prolabés dans le cul-de-sac de Douglas, c'étaient eux qu'on sentait en arrière et qui avaient été pris pour le corps fibreux; au moment de la ligature du pédicule il remarque l'extrême dilatation des vaisseaux du ligament large qui forment un gros réseau turgescent, violacé, au milieu duquel il trouve avec difficulté un espace libre pour faire passer l'aiguille mousse. L'examen des ovaires à la loupe montre leur tissu comme œdématié et parsemé de plusieurs petits kystes séreux gros comme des grains de chènevis. Il semble que l'organe ait été quadruplé de volume par une sorte d'infiltration gélatineuse. Les trompes sont très congestionnées mais leur pavillon n'est pas oblitéré. Suites opératoires très simples ; guérison rapide, par première intention pas de retour des hémorrhagies qui ont cessé immédiatement après l'opération.

RÉFLEXIONS (1). — Les deux premières observations sont des exemples des cas auxquels la castration pour fibromes est le plus particulièrement applicable. Ils appartiennent l'un et l'autre au *type métritique* de l'affection où le principal symptôme est constitué par l'hémorrhagie et les douleurs, tandis que le volume médiocre de la tumeur ne donne lieu à aucun phénomène morbide. Pratiquer alors l'hystérectomie, ce serait faire une opération d'une gravité tout à fait disproportionnée avec l'affection. L'ablation des annexes, au contraire, est ordinairement facile et bénigne ; l'expérience a prouvé que, sauf de très rares exceptions, elle empêche le retour des métrorrhagies, on l'a même vue provoquer en même temps que l'atrophie de l'utérus celle des tumeurs qui y étaient contenues.

A côté de ces deux opérations *de choix*, la troisième observation présente un exemple d'une castration *de nécessité*. Ici, le volume relativement considérable de la tumeur, qui pouvait promptement donner lieu à des compressions fâcheuses, eût rendu certainement préférable l'hystérectomie. Mais les difficultés opératoires exceptionnellement graves qu'aurait présentées l'amputation supra-vaginale de

---

(1) Ces réflexions sont extraites textuellement d'une leçon clinique faite par notre cher maître le professeur Pozzi à son amphithéâtre de Lourcine-Pascal (novembre 1890). Leçon inédite recueillie par nous.

l'utérus auraient eu les plus grandes chances d'entraîner la mort. On ne pouvait non plus songer dans ce cas, où l'utérus était bourré de très nombreuses tumeurs de diverses grosseurs, à pratiquer l'énucléation intra-péritonéale, tout en respectant la coque utérine. Il ne restait plus dès lors qu'à profiter de la laparatomie pour enlever les annexes, afin de faire bénéficier la malade d'une ménopause anticipée. La lecture de l'observation a montré en présence de quelles difficultés insurmontables on peut se trouver lorsqu'une ancienne péritonite a tellement soudé les annexes aux organes voisins qu'elles sont devenues tout à fait introuvables. D'autre part, cette observation est instructive au point de vue du tamponnement antiseptique du péritoine comme hémostatique. Ajoutons que malgré le double tamponnement la malade présentait une elcatrice presque linéaire et que chez elle comme chez toutes les malades ayant eu un draînage de Mickuliez en 1890 aucune n'a présenté de suppuration ou de fistule.

Dans l'observation IV, le diagnostic de petit corps fibreux paraissait tout à fait certain avant la laparatomie, fondé qu'il était sur ces trois symptômes caratéristiques : métrorrhagies, augmentation de la cavité utérine, petite tumeur accolée à l'utérus. L'examen des organes après l'ouverture du ventre a montré que la petite tumeur était due à l'ovaire hypertrophié prolabé ; de plus, l'existence de l'énorme varicocèle tubo-ovarien est venu rendre compte, jusqu'à un certain point, par la congestion passive, de l'augmentation de volume de l'utérus et des métrorrhagies ; il est donc possible, dans ce fait, d'élever quelques doutes sur le diagnostic de fibrome interstitiel, sans toutefois qu'on soit autorisé à le nier. Quoi qu'il en soit, l'ablation des annexes et les ligatures qu'elle nécessite ont produit ici un excellent résultat et constituent assurément le meilleur traitement du varicocèle tubo-ovarien.

DE LA

CASTRATION CHEZ LA FEMME

(Opération de Battey)

COMME TRAITEMENT DE LA DYSMÉNORRHÉE

DANS LA DÉGÉNÉRESCENCE SCLÉRO-KYSTIQUE DES OVAIRES

Les trois observations qui suivent présentent un intérêt particulier. Dans aucune d'elles les trompes ne furent trouvées altérées d'une façon irréparable. La lésion principale était une lésion ovarienne, et dans les trois cas c'était la même. Il s'agissait de la dégénérescence sclérokystique de l'ovaire, de cette maladie qui était connue autrefois sous le nom d'ovarite chronique. On sait, ainsi que l'a parfaitement décrit M. Pozzi dans son livre (1) que l'ovarite chronique est le plus souvent consécutive à des lésions de péritonite localisée. Il s'agit de véritables poussées de péri-oophorite analogues à ses poussées de péri-salpingite que nous avons décrites dans notre thèse, et consécutives même le plus souvent à ces lésions salpingiennes et péri-salpingiennes. Toutefois il y a des cas dans lesquelles les lésions des trompes sont moins graves quoique plus anciennes que les lésions salpingiennes. Il arrive même que chez des femmes qui n'ont jamais présenté ni infection puerpérale ni infection vénérienne, il existe cependant des lésions scléreuses de l'ovaire. Or, il nous semble que dans ces cas on trouve presque toujours un utérus incomplètement développé, un

---

(1) *Traité de gynécologie*, 2e· édition, p. 631.

véritable utérus infantile. Le cas présente un orifice très étroit. La cavité utérine atteint à peine 5 centim., quelquefois moins. Les règles sont douloureuses, difficiles, et l'on est en droit de se demander si les lésions ovariennes scléreuses ne sont pas la conséquence fatale, logique des troubles menstruels dont nous venons de parler.

Quoi qu'il en soit, la dégénérescence scléro-kystique des ovaires est un terme dont on a souvent abusé. Paul Petit dans un travail récent, a cherché à faire comprendre qu'il s'agissait le plus souvent d'une évolution pathologique du follicule de Graaf (1).

De même notre collègue et ami Conzette (2) s'est efforcé de décrire cette affection. Ce qu'il y a de certain c'est que sous l'influence de la sclérose, il se produit des lésions du plexus ovarien. La femme éprouve à chaque époque menstruelle de véritables crises douloureuses. Parfois même il y a une réelle aménorrhée dysménorrhéique. Les douleurs sont même intolérables. C'est dans ces cas seulement que l'on est en droit, comme l'a fait notre maître, de songer à l'intervention chirurgicale. « Dans ces dernières années on a singulièrement abusé de cette dénomination de dégénérescence scléro-kystique des ovaires pour justifier l'extirpation totale des trompes et des ovaires. » Il faut réagir de toutes ses forces contre une pareille tendance. Il faut respecter les organes de la génération chez la femme, comme on les respecte chez l'homme, on n'a pas plus le droit, en France, sans nécessité, de faire des eunuques femelles, que des eunuques mâles. Les uns et les autres sont autant d'empêchements à la reproduction de l'espèce. M. Pozzi, qui professe qu'en fait d'intervention chirurgicale on doit toujours commencer par l'acte le moins grave, a pratiqué plusieurs fois, déjà avec un plein succès, la resection partielle et la suture de l'ovaire ; c'est le meilleur argument que l'on puisse fournir, à notre opinion. En chirurgie on ne

---

(1) Paul Petit. Note dans l'évolution norm. et path. du follicule de Graff. (*Mém. et Bull. de la Société obst. et gynécol.*, 11 juillet.)

(2) Conzette. Ovaires à petits kystes. (*Thèse de Paris*, 1890.)

saurait être trop conservateur. De même que, lorsqu'il s'agit
d'une tumeur maligne, on ne saurait trop enlever, lorsqu'il
s'agit d'un organe en partie sain et dont la lésion n'est ni
cancéreuse, ni tuberculeuse, on ne saurait trop garder. La
bénignité de la salpingotomie pour lésions non suppurées
des annexes n'est pas une raison suffisante pour multiplier
les castrations. Nous sommes convaincus que l'avenir appar-
tiendra à ceux qui sauront faire complètement, en totalité,
les opérations nécessaires. Aujourd'hui que les actes opératoires les plus hardis sont souvent couronnés de succès, il
ne faut pas se laisser dominer par la « *furor operativus* »,
il faut surtout chercher à faire un diagnostic précis, il faut
poser une indication chirurgicale qui comporte, une fois la
laparotomie faite, ce que mon maître a si heureusemement
appelé l'absolution opératoire, absolution que l'on refuse-
rait, j'en suis certain, à nombre de ces opérateurs ayant
pratiqué la salpingotomie pour les ovaires scléro-kystiques. Dans nos observations on verra, je l'espère, qu'il
fallait opérer et qu'on a bien opéré.

I. *Dégénérescence scléro-kystique des ovaires. Salpingite catarrhale. Dysménorrhée intense. Ablation des annexes. Guérison.*

(Observation recueillie par mon collègue et ami Cazenave.)

P..... (Claire), 24 ans. Entrée le 5 août 1890. Lit n° 3.
Opérée le 3 septembre 1890. Sortie le 28.
Antécédents héréditaires : nuls.
  — personnels : réglée à 14 ans ; chorée à 7 ans ;
rhumatisme à 16 ans ; pleurésie à 17 ans.
Depuis cette époque ses règles sont douloureuses et irrégulières.
A été plusieurs fois soignée dans les hôpitaux de Paris : 1885,
hôpital La Pitié (Brouardel) 1889, Lariboisière (Constantin Paul),
où elle est traitée pour une deuxième pleurésie. Depuis cette
époque les douleurs dans le bas-ventre, qui existaient depuis
l'âge de 16 ans, vont en augmentant et l'obligent à garder le
lit pendant trois jours chaque mois. En outre, dans l'inter-

valle des règles, lorsqu'elle se fatigue un peu, elle ressent surtout à gauche, dans la fosse iliaque, un point très douloureux.

Entrée en août à Pascal.

A l'examen on trouve : col normal, corps de l'utérus dirigé en arrière et faisant un peu saillie dans le cul-de-sac de Douglas.

Annexes : à gauche on distingue la trompe dilatée et adhérente, très douloureuse à la pression. A droite, la trompe est un peu dure. En raison de l'intensité des douleurs et du peu de lésions salpingiennes, on juge probable que les ovaires sont sclérokystiques et sont le point de départ des troubles douloureux.

Opération le 3 septembre.

Examen sous chloroforme : col conique. Utérus en rétroposition, le cul-de-sac postérieur est rempli par des brides saillantes tendues entre la face postérieure de l'utérus et la face antérieure du sacrum (para metritis atrophicans. Freund.)

A gauche, du côté des annexes, l'ovaire non augmenté de volume, est prolabé dans le cul-de-sac de Douglas, et la trompe semble épaissie, parenchymateuse.

A droite, annexes difficilement accessibles.

A l'ouverture du ventre, M. Pozzi recherche l'ovaire prolabé derrière l'utérus, et l'attire à l'extérieur avec la trompe et la sectionne après le nœud de Lawson Tait. L'ablation des annexes du côté droit est également faite et aussitôt après l'utérus se porte en avant.

Examen des pièces : l'ovaire gauche est allongé, aplati, mamelonné ; la trompe œdémateuse et épaissie, congestionnée. A la coupe de l'ovaire, kyste du corps jaune, du volume d'une fève formée d'une coque jaunâtre caractéristique. La surface de l'ovaire est parsemée de petits kystes lenticulaires, transparents, laissant échapper, lorsqu'on les presse, une sérosité citrine.

A droite, ovaire de forme normale mais présentant de petits kystes transparents de la grosseur d'un grain de chènevis avec traces de sclérose interstitielle tout autour des petits kystes. Trompe rouge pourpre, congestionnée, œdémateuse ; pavillon non oblitéré.

La malade sort guérie le 27 septembre, n'éprouvant plus aucune douleur, est revue le 3 novembre et continue à aller bien.

II. *Ablation des annexes pour ovaires sclérokystiques.*

La nommée P..... (Hélène), âgée de 34 ans, entrée le 23 octobre 1890, salle A, lit n° 21.

Antécédents personnels : réglée à 14 ans régulièrement. Première grossesse à 19 ans, couches normales. Deuxième grossesse un an après, troisième grossesse un an après. Toutes trois normales.

La malade souffre du ventre depuis six ans ; depuis deux ans surtout ses règles sont très irrégulières, elle a des pertes blanches très épaisses ; douleurs très vives dans le ventre, s'irradiant dans le rein et les côtés. Elle est entrée le 15 avril 1890, dans le service de M. Beurmann à Pascal, où on lui a fait un curettage. Au mois de juin de la même année, deuxième curettage, les pertes blanches ont diminué, mais les douleurs sont toujours aussi vives.

Le 21 novembre 1890, M. Pozzi fait un examen sous chloroforme.

Col volumineux, contenant de nombreux petits kystes sur la lèvre postérieure. Utérus en antéflexion. Les trompes ne paraissent pas augmentées de volume, les ovaires sont sclérokystiques, surtout celui du côté droit. Diagnostic : oophorosalpingite chronique avec ovaires scléro-kystiques.

Opération le même jour.

Examen des pièces : côté gauche, trompe œdémateuse, rouge. Le pavillon est flottant, on y trouve un petit kyste. L'ovaire présente une surface irrégulière et râpeuse, il contient plusieurs kystes dont le volume varie de celui d'un grain de chènevis à celui d'un pois chiche. Le côté droit présente le même aspect. Cependant l'ovaire est plus gros et diffère de celui du côté gauche par la présence d'un kyste sanguin qui occupe son bord extrême (kyste du corps jaune, volume d'une noisette). A la coupe l'ovaire est scléreux, la surface externe est mamelonnée et a l'aspect vermicellé. Suites excellentes : réunion par première intention. Premier pansement le neuvième jour. Guérison complète.

III. *Ablation des annexes pour ovaires scléro-kystiques.*

La nommée W... (Marie), âgée de 20 ans, entrée le 2 décembre 1890, salle A, lit nº 17.

Antécédents : gourme et ophthalmie étant enfant, réglée à 15 ans, avec des retards et des douleurs incessantes. Premier et seul accouchement le 4 septembre 1885. Jamais d'écoulements avant son accouchement ; aussitôt après elle commence à souffrir, et depuis lors, ses douleurs ont toujours persisté, s'accompagnant d'écoulement leucorrhéique. Elle a eu de la la rectite (hémorrhoïdes). Entrée ici chez M. Hirtz où elle est traitée pour une métrite simple on lui met un crayon de nitrate d'argent dans l'utérus, des tampons glycérinés. Elle sort améliorée. Entrée chez M. Landrieux en février 1889, pour ses hémorrhoïdes, etc.

Entrée à Pascal le 2 décembre 1890, M. Pozzi constate que l'utérus est en rétroversion adhérente. En arrière, à gauche, il y a une tumeur dure qui est séparée de l'utérus par un sillon ; cette tumeur semble constituée par les annexes gauches prolabés dans le cul-de-sac de Douglas. A droite, on atteint difficilement les annexes indurées. Diagnostic : double oophoro-salpingite non kystique.

Nouvel examen *sous le chloroforme* : utérus en rétroposition adhérente ; à gauche, dans le cul-de-sac latéral, on sent une tumeur du volume d'un œuf, irrégulière, séparée de l'utérus par une forte dépression et adhérente en arrière à la pelvienne. A droite, tumeur analogue, mais mobile, paraissant constituée par l'ovaire polykystique, soudée à une trompe malade.

Les annexes du côté droit sont libres, celles du côté gauche, adhérentes en arrière.

L'utérus maintenu en rétroversion, les annexes sont enlevées.

A l'examen, on constate que la lésion consiste en ovarite chronique, bilatérale, les trompes sont très congestionnées et épaissies, mais le pavillon n'est pas oblitéré. L'ovaire droit est plus volumineux, il est d'un tiers plus fort qu'à l'état normal, il contient plusieurs petits kystes séreux et un kyste du corps jaune du volume d'une noisette. Son tissu est très dur à la coupe et à la palpation. Du côté gauche la sclérose de l'ovaire est surtout marquée au niveau du hile parsemé de kystes séreux transparents ; quelques-uns sont devenus hémorrhagiques.

En résumé : altération scléro-kystique des ovaires et salpingite catarrhale.

L'opération est pratiquée. Double castration. Aucun incident. Guérison par première intention le 8e jour.

DE

L'OOPHOROSALPINGITE CHRONIQUE

NON SUPPURÉE

(Les observations qui suivent ont été recueillies pendant notre
année d'internat chez le **Dr Pozzi**, 1890-1891, soit par notre
ami Cazenave, soit par nous.)

Rien n'est plus faux en clinique que les types tranchés.
Les cas intermédiaires sont infiniment plus nombreux que
les extrêmes. Lorsqu'on étudie l'histoire de la salpingite
ou mieux de l'oophorosalpingite dans les livres, on éprouve
une très grande difficulté à adopter une classification.
Dans le livre admirable de notre maître M. Pozzi, il n'y a
pas de chapitre qui ait coûté plus de peine à son auteur que
celui où le chirurgien de Lourcine-Pascal traite des salpingites. Ce chapitre est à lui seul un livre, et rien de mieux,
de plus clair n'a été fait sur la matière. Comment se fait-il
cependant qu'après avoir lu et relu l'histoire de l'oophoro-
salpingite de la salpingite kystique, de la péri-métro-salpingite, etc., on éprouve néanmoins une satisfaction incomplète. C'est je crois qu'en réalité, à l'heure présente, il est
impossible de mettre d'accord la clinique et l'anatomie
pathologique, les causes, les symptômes et les lésions. Les
notions bactériologiques sont également incomplètes et
chaque jour amène une découverte nouvelle, qui infirme les
connaissances anciennes. C'est surtout dans les salpingites
chroniques non suppurées qu'il est difficile ou presque
impossible de classer les espèces. Le pyosalpinx donne en
effet des renseignements utiles par la nature du pus, mais

Ch.   2

en dehors de ces renseignements, ou lorsqu'ils manquent, il est horriblement difficile de préciser le point de départ des lésions tubo-ovariennes, leur marche, leur durée et leur terminaison. Les observations que nous publions plus loin appartiennent toutes à la variété d'oophorsoalpingites chronique non purulentes. Dans certaines d'entre elles la trompe est augmentée de volume, d'un côté ou des deux. Ses parois sont épaissies et on a sous les yeux la lésion de salpingite parenchymateuse, comme Pozzi l'a le premier décrite et nommée. Dans d'autres observations, nous trouvons une des variétés fréquentes de tubo-ovarite kystique, celle où le liquide renfermé dans la poche salpingienne est transparent citrin, séreux et contitue l'hydro-salpinx. Telles sont les deux formes d'oophorosalpingite chronique que nous rencontrons dans les 15 observations que nous publions et qui font parties des laparotomies faites par notre maître alors que nous étions ses internes, Cazenave, Petit, Wallich et moi. Déjà dans la *Gazette médicale* nous avons mis au jour 22 observations de notre année dont 15 de pyosalpinx. (Voir les numéros de la *Gazette* 18, 19, 22, 24, 25, 26, 37 et 39.) Eh bien, dans les observations précédentes comme dans celle-ci nous avons eu les mêmes difficultés. Toutefois, ainsi que nous l'avons dit dans notre thèse, la péri-métro-salpingite suppurée, le pyosalpinx, présente une étiologie très simple, puerpérale, blennorrhagique, ou mixte. Il résulte de cette simplicité dans les causes qu'avec un interrogatoire précis, l'origine étant à peu près élucidée, on arrive cliniquement à différencier les deux espèces puerpérale ou blennorrhagique. Il n'en est plus de même dans les 15 cas actuels. Ici, en effet, une même lésion reconnaît des causes diverses. Tandis que les grands abcès pelviens, la péri-métro-salpingite suppurée, les pyosalpinx volumineux sont toujours dus à la puerpéralité; tandis que les pyosalpinx d'origine blennorrhagique sont très rarement volumineux et s'accompagnent d'adhérences excessives, avec péri-métro-salpingite séreuse; tandis que dans la puerpéralité les lésions sont fatalement progressives, dans la blennorrhagie au contraire il y a des rémissions et même des guérisons sans intervention. Tandis, en un mot, qu'il existe symptomatiquement deux variétés bien distinctes dans les pyosalpingites, au contraire, dans la salpingite chronique non suppurée cette distinction due à l'étiologie est presque impossible. Nous espérons cependant montrer l'importance des faits cliniques que nous exposons, au point de vue de l'histoire de l'oophorosalpingite chronique.

Un fait qui frappe tout d'abord, c'est que sauf dans un cas où la malade a fait une fausse couche suivie de fièvre, frissons, etc., laquelle fausse couche cependant laissa la malade pendant neuf mois sans douleurs, sauf dans ce cas, dans tous les autres, l'infection blennorrhagique existe d'une façon manifeste, au point que nous demandons après la lecture très attentive de ces 15 observations, si la salpingite chronique parenchymateuse avec ou sans hydrosalpinx n'est pas seulement une conséquences de l'infection blennorrhagique. Ne sommes-nous pas en droit de dire : l'infection puerpérale isolée atteignant les annexes produit toujours une suppuration, qu'elle soit intra-tubaire, pyosalpinx, ou intra-ligamentaire, phlegmon du ligament large, cellulite diffuse, etc. Il existe certains cas, rares il est vrai, dans lesquels la suppuration post-partum de la trompe peut se tarir, et dans ces cas la trompe devient lardacée, friable. Ces cas qui sont l'exception dans la puerpéralité, sont la règle dans la blennorrhagie. En d'autres termes, la salpingite kystique puerpérale forme le pyosalpinx ; la salpingite puerpérale non kystique aboutit aux abcès pelviens péritubaires, aux phlegmons intra-ligamentaires.

La salpingite blennnorrhagique kystique ne forme que des pyosalpinx très limités, très adhérents, pouvant se transformer, guérir on aboutir à l'hydrosalpinx, voilà ce que nous sommes en droit d'affimer aujourd'hui. Est-ce la vérité ? Nous le croyons.

Nous publierons plus loin un cas de péritonite générali sée, dans lequel les anses intestinales étaient fusionnées par des adhérences plastiques sans suppuration. La laparotomie fut pratiquée en pleine péritonite, et l'on trouva une double salpingite catarrhale aiguë avec rougeur de la trompe, œdème, etc. Dans ce cas, la blennorrhagie existait seule.

Dans la blennorrhagie, par conséquent, les phénomènes que l'on observe sont conjonctifs, la trompe est le point de départ de la périsalpingite, elle s'épaissit, devient parenchymateuse, mais il n'y a pas d'épanchement purulent. Nous ferons d'ailleurs quelques réflexions après que nous aurons publié les observations suivantes :

OBSERVATION I (personnelle).

Salpingite parenchymateuse ancienne, d'origine blennorrhagique ; poussée aiguë de péri-métro-salpingite récente ; fortes adhérences ; ablation des annexes ; guérison. (Revue de chirurgie, t. XI, p. 629, 1891. Pozzi-Baudron.)

L... (Rose), âgée de 22 ans, entrée le 7 juin 1890, salle Pascal A, lit n° 5.

Antécédents personnels : Rougeole à 3 ans Réglée pour la première fois à 19 ans, la malade dit avoir souffert dans le bas-ventre il y a sept ans ; elle éprouvait alors les mêmes douleurs que celles qu'elle accuse aujourd'hui. Elle a toujours été bien réglée et n'a d'écoulement blennorrhéique que depuis deux mois. Cet écoulement a sensiblement augmenté et s'est accompagné de douleurs à la miction. Il y a six mois la malade avait eu une adénite suppurée dans l'aine droite, il n'a pas été possible d'en déterminer la cause. Il y a six semaines la malade a commencé à souffrir dans le bas-ventre, elle se plaignait surtout du côté droit. Elle a été prise à ce moment de vomissements qui ont duré une semaine environ ; tout cela était accompagné d'une fièvre modérée. Depuis son entrée dans le service, elle n'a pas présenté de fièvre. L'état général est excellent et la malade ne se plaint que de douleurs intenses dans le ventre, douleurs que le repos ne fait pas disparaître, les mouvement les exagèrent.

Au moment de son entrée on constate que la pression de l'abdomen est des plus douloureux surtout au niveau de la fosse iliaque droite. Au toucher, on constate que l'utérus est immobilisé. L'exploration bimanuelle montre la présence d'une double tumeur adhérente en arrière à l'utérus et plus prononcée du côté droit.

M. Pozzi porte le diagnostic suivant : *Double salpingite parenchymateuse et adhérente avec prédominance des lésions du côté droit.*

La malade est opérée le 14 juin 1890. Ablation des annexes des deux côtés; l'opération a été très laborieuse par suite d'adhérences multiples et résistantes. Les trompes sont le siège de lésions déjà anciennes avec oblitération du pavillon. Les deux ovaires sont le siège d'une dégénérescence scléro-kystique. Réunion par première intention.

La malade sort guérie le 17 juillet. La malade est venue nous revoir il y a huit jours, le 27 octobre. Elle se porte parfaitement.

OBSERVATION II (personnelle).

Salpingite parenchymateuse ; adhérences excessives ; ablation des annexes; guérison. (Revue de chirurgie, t. XI, p. 629, 1891. Pozzi-Baudron.)

R... (Marie), âgée de 23 ans, entrée le 18 juin 1890, salle Pascal A, lit n° 16.

Pas d'antécédents. Réglée à 15 ans pour la première fois, mais ne l'est régulièrement qu'un an plus tard ; depuis lors l'a toujours bien été quoique très abondamment. Il y a cinq mois, se marie, et commence à perdre en blanc trois semaines après son mariage ; trois mois plus tard, fait une fausse-couche, diagnostiquée par une sage-femme, qui lui a donné des soins et la laisse se lever au bout de dix jours. Depuis ce moment elle n'a plus ses époques et elle souffre des douleurs dans le ventre. Ces douleurs sont très marquées dans les deux côtés de l'hypogastre, surtout à droite. Elles l'empêchent de travailler pour vivre. De plus, tous les jours, vers 5 heures, elle est prise de petits frissons et de fièvre. Se décide à entrer à l'hôpital Pascal.

M. Pozzi trouve à l'examen, au toucher, une tumeur immobile située en arrière de l'utérus auquel elle adhère, elle est surtout marquée à gauche. En avant et à droite on sent une autre tumeur plus mobile et du volume du poing. On diagnostique une double salpingite chronique parenchymateuse.

Laparatomie le 21 juin. Après ouverture du ventre, M. Pozzi arrive sur les annexes et trouve les trompes très adhérentes, friables, se déchirant sous les tractions et donnant un suintement sanguin assez abondant. Les adhérences de la face postérieure de l'utérus dans le cul-de-sac de Douglas sont aussi rompues et donnent beaucoup de sang. La trompe gauche est amenée au niveau de l'incision et se sépare presque en entier du ligament large : en cédant aux tentatives d'extraction, avant qu'on ait pu lier le pédicule. On ne peut détacher et extirper que la trompe et l'ovaire droit. En effet, la trompe gauche n'est enlevée qu'à moitié. Toute la partie interne restant adhérente à l'utérus. Le suintement sanguin est arrêté par compression avec des compresses. Lavage et drainage de Mickulicz, au point de vue hémostatique surtout.

L'examen des pièces donne les résultats suivants : La trompe droite ressemble à un boudin ; elle est épaissie dans ses parois et sa lumière est dilatée. Le pavillon de la trompe gauche est hypertrophié et les franges sont considérablement agglutinées. L'ovaire droit est transformé en petits kystes folliculaires à parois minces, de couleur blanc nacré, dont plusieurs ont été rompus pendant l'opération.

La malade sort guérie le 3 août. Elle a été revue depuis (5 novembre et 11 novembre), elle se porte très bien et ses époques [menstruelles sont très régulières depuis trois mois. Rappelons à ce propos que la moitié interne de la trompe gauche a été laissée dans le ventre.

Observation III (personnelle).

Salpingite chronique d'origine blennorrhagique
périmétrite ; périsalpingite.

B... (Rose), âgée de 21 ans, mécanicienne, entrée le 18 août 1890, salle Pascal A, lit n° 18 *bis*.

Père et mère morts de maladie de poitrine. Une sœur bien portante. Réglée à 15 ans, premières règles non douloureuses mais pas régulières, la malade reste quelquefois un mois sans voir. A l'âge de 16 ans, les règles ont cessé pendant trois mois. A ce moment elle eut de l'œdème des membres inférieurs et de l'abdomen avec douleurs très fortes surtout au niveau de la région cœcale. Les règles ont reparu sans douleurs ni pertes abondantes.

En somme, la malade nie tout accident puerpéral. Ses premiers rapports sexuels datent de 1888, la malade avait 18 ans ; toutefois ce n'est qu'au mois de juin 1890 que la malade commence à perdre abondamment en blanc, en même temps au commencement de juillet les douleurs deviennent beaucoup plus vives dans le bas-ventre, surtout à droite à l'endroit où déjà elle avait souffert à 16 ans. A l'époque de ses règles, le 5 juillet, les douleurs furent encore plus vives et s'accompagnèrent de ballonnement du ventre et de quelques vomissements, néanmoins tous ces phénomènes s'apaisèrent un peu à mesure que les règles s'établissaient et coulaient normalement. Toutefois, le 27 juillet 1890, la malade, qui avait eu une vraie rémission dans les phénomènes douloureux tout en conservant son écoulement, vit cet écoulement augmenter beaucoup à la suite d'excès multiples. La couleur était verdâtre, il y avait de la chaleur et même de l'ardeur en urinant ; comme elle continuait à aller et venir, les douleurs de nouveau prirent le caractère d'acuité qu'elles avaient eu le mois précédent, existant aussi bien à gauche qu'à droite. Toutefois il n'a pas été constaté de vomissements. Les règles vinrent comme en juillet amenant avec elles un peu de soulagement. Cependant lorsqu'elles furent finies la malade raconte avoir conservé bien plus que le mois précédent de la sensibilité dans l'abdomen, et cette fois c'était dans la fosse iliaque gauche que siégeait le maximum des phénomènes douloureux. Malgré les injections et deux petits vésicatoires, la malade continuant à souffrir et à perdre en blanc, se décida à ne pas attendre les règles de septembre et entre à l'hôpital le 18 août 1890.

M. Pozzi constate : col conique, utérus en antécourbure. Dans le cul-de-sac postérieur et latéral gauche existe une tumeur ligneuse très douloureuse, adhérant à la face postérieure de l'utérus et à la paroi pelvienne, qui par la palpation bimanuelle proémine dans la fosse iliaque gauche. Cette tumeur est volumineuse et englobe presque tout l'utérus. Dans le cul-de-sac vaginal droit existent quelques végétations simples. En outre la muqueuse est rouge et de l'urèthre on fait sourdre une gouttelette de pus.

M. Pozzi se décide à l'opération, qui est pratiquée le 3 septembre.

Opération. — A l'ouverture de l'abdomen on trouve des deux côtés de l'utérus des masses élastiques très adhérentes aux bords de l'organe. Ces masses, très volumineuses, sont formées par des adhérences multiples de péri-métro-salpingite s'entrecroisant en tout sens et ayant fusionné l'intestin à l'utérus. A grand'peine, M. Pozzi dégage par dilacération des annexes gauches qui forment une tumeur (œuf(. On ne peut distinguer l'ovaire de la trompe, il est difficile d'attirer le ligament large, on sectionne le ligament infundibulo-pelvien entre deux ligatures ; après quoi on arrive à pédiculiser difficilement les annexes et à les sectionner ; il est permis de distinguer difficilement alors la muqueuse de la trompe hypertrophiée qui coiffe comme un épididyme l'ovaire scléro-kystique.

A droite, la tumeur est plus grosse, on distingue à l'œil nu une grosse trompe qui coiffe l'ovaire anfractueux ; la trompe, élastique, lardacée, présente les apparences d'une salpingite parenchymateuse hypertrophiée.

La section de l'ovaire montre une masse analogue pleine de petits kystes folliculaires.

Les suites opératoires ont été excellectes : la cicatrisation de la plaie abdominale a eu lieu par première intention le septième jour et on fait l'ablation des fils. Le vingt-cinquième jour la malade se lève et sort de l'hôpital au bout de trente jours, c'est-à-dire le 1er octobre, complètement guérie. La malade a été revue depuis et en parfaite santé.

OBSERVATION IV (recueillie par Cazenave).

*Hydrosalpinx droit ; salpingite parenchymateuse gauche ;
ablation des annexes ; guérison.*

B... (Anne), 38 ans, entrée le 24 juillet 1890.

Réglée à 15 ans. Règles abondantes non douloureuses, irrégulières. Mariée à 16 ans. Grossesse un an après, couches normales. Depuis l'âge de 20 ans douleurs dans le bas-ventre. Pertes blanches qui ont cessé par l'amputation du col pratiquée par M. Pozzi (14 juillet 1888). Depuis règles irrégulières, douloureuses, très abondantes ; la malade reste quelquefois trois mois sans voir, puis les règles reviennent très abondantes et durent quinze jours.

Dernièrement elle fut atteinte de l'influenza et resta deux mois alitée avec le ventre dur, douloureux, ballonné.

La malade est examinée sous le chloroforme et on constate :

Une tumeur du volume d'un œuf de dinde qui efface les culs-de-sac et qui est douloureuse à la pression.

Diagnostic. — Salpingite probablement kystique.

Laparotomie le 30 juillet.

Du côté gauche les annexes sont fusionnées avec une tumeur formée par la trompe parenchymateuse trés épaissie et dont le pavillon oblitéré est renflé en forme de massue, l'ovaire scléreux contient de nombreux petits kystes transparents. Du côté droit l'ovaire présente les mêmes lésions et il est intimement uni à la trompe, dont l'extrémité offre le volume d'un œuf de pigeon et coiffe l'ovaire à la manière d'un casque ; la trompe, dont les parois sont très minces, transparentes et finement vascularisées, est dilatée jusqu'au voisinage de sa partie utérine qui est oblitérée, elle contient quatre à cinq cuillerées d'un liquide citrin.

Les suites de l'opération sont normales, réunion par première intention.

La malade sort guérie le 3 septembre 1890.

L'observation I est nettement blennorrhagique. Quant à l'observation II on retrouve également, trois semaines après le mariage, l'infection blennorrhagique, mais c'est après une fausse couche que commencèrent les accidents qui ont conduit la malade à Pascal. Quant aux deux autres observations la blennorrhagie est certaine dans les deux cas.

Comme on peut s'en convaincre, dans 5 cas sur 10 nous avons trouvé des lésions d'hydrosalpinx. Cette lésion sur la nature de laquelle les auteurs ne sont pas toujours

d'accord serait pour notre maître M. Pozzi,une transformation du pyosalpinx blennorrhagique. Pour lui, il se produit
là une transformation analogue à celle que l'on observe
dans certains abcès froids, dans certains petits kystes puru-
lents consécutifs à la périostite alvéolo-dentaire. Peu à peu
le pus perd ses qualités extérieures et ne conserve qu'une
sorte de liquide séreux aseptique absolument privé d'élé-
ments figurés et de microorganismes. Ce qu'il y a de certain c'est que l'hydrosalpinx accompagne presque toujours
des lésions parenchymateuses de l'autre trompe ; cette bi-
latéralité de lésions salpingiennes inflammatoires est une
preuve à invoquer en faveur de la blennorrhagie. On a
voulu dans certains cas et Cullingworth le prétend dans une
communication récente à la Société d'obstétrique de Lon-
dres (voir *Semaine médicale* 1892, nᵒ 51, p. 411), que l'hydrosalpinx est un kyste par rétention résultant de l'occlusion de l'orifice périphérique de la trompe à la suite d'une
inflammation des tissus voisins. Cette hypothèse ne repose
sur aucun fondement, il paraît donc rationnel de l'aban-
donner.

Pour nous, adoptant l'opinion de M. Pozzi, nous dirons :
l'infection blennorrhagique des annexes n'est grave et douloureuse que par la périmétro-salpingite qui suit toujours
l'infection de la trompe par continuité de tissu. La péritonite blennorrhagique localisée est une complication presque certaine des lésions salpingiennes par le gonocoque.
Mais tandis que dans la puerpéralité les voies sanguines et
lymphatiques étant celles suivies par l'infection, dans la
blennorrhagie le gonocoque va de muqueuse à muqueuse,
procède par poussées menstruelles d'où la production
d'adhérences, la limitation du processus dans l'intervalle des
périodes aiguës. De plus la muqueuse tubaire étant toujours
malade, l'oblitération de la lumière est fatale ; il en résulte
un enkystement précoce des liquides pathologiques et ceux-
ci ne peuvent être résorbés par une muqueuse malade. On
peut donc dire que dans la blennorrhagie des trompes,
l'infection a une grande tendance à se limiter ; tantôt on
observe l'accollement des parois tubaires enflammées et

même purulentes d'où la salpingite chronique parenchymateuse qui conserve très longtemps une virulence atténuée
grâce aux gonocoques qui existent dans les couches sous-
épithéliales, dans le tissu même des parois tubaires. Lorsque la métrite blennorrhagique est très intense ou lorsque
la salpingite aiguë blennorrhagique a déterminé une suppuration assez étendue, la tendanee à l'occlusion finit toujours grâce à la périsalpingite par triompher, il se fait un
pyosalpinx blennorrhagique, pyosalpinx qui s'accompagne
de périmétrosalpingite suraiguë au moment des règles,
mais qui n'augmente guère de volume. Peu à peu l'orifice
utérin de la trompe se ferme aussi et le pus blennorrhagique très souvent amicrobien au microscope et ne témoi-
gnant que par les cultures de l'existence du gonocoque,
très souvent ce pus ne recevant pas de nouvelle infection,
se transforme les microorganismes peu nombreux qu'il ren-
ferme meurent et il se fait un hydrosalpinx.

OBSERVATION V (recueillie par Cazenave).

Osphoro-salpingite blennorrhagique ; *péri salpingite aiguë* ;
adhérences excessives ; *Mickulicz* ; *guérison.* (*Revue de
chirurpie* ; t. XI, p. 631.)

B... (Eugénie), 23 ans, entrée le 28 août 1890, lit n° 7.

Antécédents héréditaires : Père mort de tuberculose. Mère
bien portante. Deux sœurs mortes, l'une de rhumatisme,
l'autre de tuberculose.

Antécédents personnels : Fièvre typhoïde à 12 ans. Réglée
à 15 ans pour la première fois, ses règles ont cessé depuis
jusqu'à 17 ans, où elles reparurent, e pendant cet intervalle
la malade fut chlorotique.

L'affection actuelle remonte à dix-sept mois ; à ce moment
ses règles, qui duraient trois jours, furent plus abondantes,
durèrent six jours et s'accompagnèrent de catarrhe utérin.
A la même époque, douleurs dans le bas-ventre avec irradiations lombaires et fémorales.

Elle fut soignée pendant deux mois (1889) à la Pitié dans le service de M. Polaillon, qui porta le diagnostic d'ovaro-salpingite; elle sortit par crainte de l'opération.

En avril 1890, elle entre pour la première fois dans le service. Elle fut examinée par M. Picqué, qui posa le diagnostic de pyo-salpinx double et conclut à l'opération. Mais la malade fut également reprise de ses craintes, et comme M. Picqué avait temporisé et essayé le traitement médical soupçonnant la tuberculose, la malade sortit non opérée.

Le 28 août elle rentre au service. Examen le 29 par M. Pozzi, qui trouve :

Col conique dur, dirigé en arrière, utérus en antéversion formant la partie antérieure d'une masse inflammatoire, située dans le cul-de-sac de Douglas et à laquelle il adhère. Cette masse fait surtout saillie dans le cul-de-sac latéral gauche et le déprime, elle s'étend dans la direction du ligament large du côté gauche et remplit la partie inférieure de la fosse iliaque du même côté. En somme, il semble qu'on ait affaire là à un abcès pelvien formant poche, laquelle est soudée d'un côté à la paroi pelvienne, de l'autre à l'utérus. La consistance de cette poche est molle et dépressive, mais non fluctuante.

A droite, au contraire, tumeur ligneuse, dure, allant de la face postérieure de l'utérus à la symphyse sacro-iliaque et lui adhérant.

Diagnostic : Double pyo-salpinx adhérent à gauche accompagné de péri-métro-salpingite suppurée fortement enkystée autour de l'utérus.

Ces lésions ont une origine douteuse au point de vue bacillaire.

Laparotomie le 19 septembre. Sous le chloroforme, M. Pozzi vérifie et confirme son premier diagnostic. A l'ouverture du ventre, en introduisant sa main droite à travers l'incision cutanée, il est aussitôt arrêté par une sorte de paroi résistante, qui l'oblige à examiner par la vue l'obstacle qu'il rencontre. Il s'aperçoit alors que cet obstacle est formé par les anses intestinales intimement soudées entre elle, formant cloison. Néanmoins, avec beaucoup de précautions et de difficulté, il arrive à se frayer un passage jusqu'au plancher pelvien et jusqu'à l'utérus. Il peut alors explorer la face postérieure de l'utérus et les annexes, et il se rend compte que les masses, perçues à l'examen comme déprimant les culs-de-sac, étaient plutôt dues à la péri métrite et à des adhérences formant poche, lesquelles renfermaient de la sérosité sanguinolente qui s'échappe lorsqu'on les rompt. M. Pozzi parvient à extraire successivement les annexes de droite et de gauche et en pratique l'ablation. Néanmoins, à cause de l'épanchement de sérosité, à cause du suintement sanguin résultant des adhérences dilacérées, à cause de l'état diathésique de la malade, on pratique un lavage à l'eau bouillie salée et on fait le drainage de Mickulicz.

Les suites opératoires ont été excellentes, malgré deux ou trois poussées fébriles, s'étant produites dans les huit jours après l'opération.

Le 17 octobre, la malade est sortie tout à fait guérie, pour aller au Vésinet.

L'examen des pièces permet de constater des lésions analogues à droite et à gauche.

La trompe un peu augmentée de volume, dilatée et à parois épaissies, laisse voir dans sa cavité des traces de suppuration. L'ovaire est polykystique.

OBSERVATION VI. (personnelle.)

Salpingite parenchymateuse blennorrhagique chronique gauche ; salpingite catarrhale droite ; ovaires scléro-kystiques des deux côtés ; ablation des annexes ; guérison.

A... (Léontine), âgée de 20 ans, entrée le 2 septembre 1890, salle Pascal A.

Antécédents : Réglée à 11 ans pour la première fois ; depuis ce moment a eu des pertes blanches continuelles et ne revoit ses règles pour la deuxième fois qu'à l'âge de 14 ans, c'est-à-dire trois ans après les premières. Règles alors régulières non douloureuses, mais les pertes blanches continuent toujours. Premier accouchement au mois de février 1888. Cet accouchement, dit la malade, a été douloureux et difficile. Elle reste un mois couchée. Depuis lors ses règles sont très abondantes et durent une dizaine de jours.

Il y a deux mois la malade commence à souffrir uniquement pendant ses règles. C'est une douleur sourde occupant tout le bas-ventre. Depuis quinze jours fortes douleurs s'irradiant dans les reins, plus fortes dans le côté gauche et exaspérée par la marche et la voiture. La malade entre à Pascal.

Examinée par M. Pozzi, l'ablation des annexes est décidée en raison des douleurs intolérables qu'éprouve la malade. Ces douleurs rendent très difficile l'exploration sans chloroforme. Toutefois M. Pozzi signale dans un premier examen du côté de l'utérus des lésions de métrite catarrhale avec ulcération du col. Les culs-de-sac sont très douloureux, à moitié effacés.

Le 20 septembre, la malade étant endormie, M. Pozzi renouvelle l'examen qu'il n'avait pu faire que très incomplètement auparavant en raison de la sensibilité. Il constate que le corps de l'utérus est en antéflexion marquée. A droite il trouve le cul-de-sac souple mais rempli par une masse du volume d'une noix, dépressible, formée sans doute par les annexes fusionnées. A gauche et en arrière la trompe et l'ovaire du même côté sont prolabés. L'ovaire est scléro-kystique et dur, il fait corps avec la trompe, l'ensemble de ses annexes est accolé à la face postérieure de l'utérus.

L'opération ne présente rien de particulier, des adhérences assez fortes existent surtout à gauche et M. Pozzi fait effort pour les rompre, Néanmoins les annexes sont assez vivement amenées à l'extérieur et liées successivement à gauche, puis à droite. L'examen des pièces vérifie le diagnostic ; à gauche la trompe du volume du petit doigt est dure, épaissie et présente l'aspect caractéristique des lésions de salpingite parenchymateuse. La lumière est tout à fait oblitérée, l'ovaire est dur et scléreux ; à droite la trompe est atteinte seulement de salpingite catarrhale, elle est de couleur rouge vif, la muqueuse est boursoufflée. Le pavillon n'est pas oblitéré comme de l'autre côté, on trouve l'ovaire scléro-kystique. Les suites opératoires sont excellentes, réunion par première intention. En outre la vaginite très intense et la métrite dont elle était atteinte disparaissent graduellement, et à sa sortie de l'hôpital, le 23 octobre, elle était tout à fait guérie. La malade, revue en décembre 1890, continue à être en parfaite santé.

OBSERVATION VII (personnelle)

Infection blennorrhagique ancienne ; hydrosalpinx double ; ovaires scléro-kystique prolabés ; ablation des annexes ; guérison.

G... (Irma), 28 ans, entrée le 17 août 1890, opérée le 18 septembre.

Rien à signaler dans les antécédents héréditaires et personnels·

Antécédents génitaux: Réglée à 10 ans 1/2. Première grossesse à 18 ans. Toujours bien réglée, ne se plaint que d'une leucorrhée abondante. Depuis quatre ans, elle se plaint de douleurs lombaires et dans le bas-ventre, surtout du côté droit. Ces douleurs s'irradiaient dans le membre inférieur correspondant.

Depuis lors, les règles deviennent douloureuses, elles durent quatre à cinq jours, et sont suivies d'une leucorrhée très abondante. Ces derniers mois les pertes blanches ont pris une couleur verdâtre, elles empèsent le linge ; de plus la malade souffre en urinant.

Au moment de son entrée l'examen nous montre : Marche difficile, penchée en avant, la station debout est pénible. La palpation abdominale est douloureuse surtout du côté droit.

Au toucher on sent un col petit, non ulcéré, tandis que la palpation bi manuelle indique une anté courbure et un abaissement de l'utérus non douloureux et mobile.

L'exploration des annexes montre que le cul-de-sac latéral gauche est occupé par une tumeur dure qni est l'ovaire. A droite on sent une masse résistante accolée à un noyau dur qui est l'ovaire.

L'exploration des trompes étant assez difficile, on soumet la malade au chloroforme et on constate que le cul-de-sac de Douglas est occupée par une tumeur volumineuse dans la-

quelle on sent assez bien les trompes. Ce sont là probablement des lésions de péri salpingite.

Laparotomie le jour même. Rien à signaler.

Examen des pièces et particularités de l'opération.

Du côté gauche, la trompe décortiquée facilement forme une
tumeur du volume d'un œuf, elle est molle, fluctuante et
recourbée en crosse en arrière de l'utérus; elle contient un
liquide citrin visible par transparence. Au-dessous se trouve
un ovaire scléro-kystique (un des kystes a le volume d'un
grain de raisin). Au moment de la section de la tromqe toujours pratiquée au thermo-cautère, il s'écoule un liquide citrin
qui oblige de pincer la partie voisine de la section.

A droite, la tumeur a le volume d'un pouce, elle est flasque,
elle s'est vidée spontanément dans l'utérus pendant l'opération. L'appendice de l'hydatide de Morgagni présentait ici
une longueur démesurée de 5 à 6 centimètres. L'ovaire est
scléro-kystique.

En résumé, il y avait là des lésions de double hydrosalpinx :
celui du côté droit communiquant avec la cavité utérine,
tandis que du côté gauche la ligature est posée à l'union de la
partie perméable et imperméable de la trompe, ainsi que l'a
prouvé l'examen des pièces.

La malade sort le vingt-cinquième jour avec un état local
et général excellent.

OBSERVATION VIII (recueillie par Cazenave).

*Infection blennorrhagique ; hydrosalpinx gauche; salpingite
chronique droite ; ovaires scléro-kystiques; ablation des annexes; guérison.*

La nommée L... (Maria), 35 ans, entrée le 27 septembre 1890,
opérée le 3 octobre, ne présente rien de particulier dans ses
antécédents héréditaires. Voici son passé génital : Réglée à
16 ans, elle ne commence à éprouver de douleurs dans le
ventre qu'à l'âge de 28 ans. Ces douleurs persistent pendant
six mois et disparaissent ensuite grâce au repos et à un traitement médical.

Il y a quatre ans, à 31 ans, la malade est atteinte d'une leucorrhée abondante, tachant son linge en jaune, elle se plaint en même temps de douleurs à la miction. A la même époque elle signale au réveil des douleurs, celles-ci furent si fortes que la malade dut s'aliter.

La malade reste couchée quatre mois, puis reprend ses occupations. Depuis cette époque les règles deviennent irrégulières et douloureuses, et l'obligent à se coucher deux ou trois jours par mois. Tous ces accidents altèrent la santé de la malade qui va consulter un médecin. Celui-ci trouve des lésions des trompes et l'envoie à l'hôpital Pascal.

A l'examen, on constate par le toucher un col volumineux et entr'ouvert, couvert de granulations (œufs de Naboth), les cul-de-sac sont normaux. Le fond de l'utérus est difficile à trouver, il semble en antéversion ; il est douloureux et peu mobile. Le cathétérisme utérin donne une cavité de 6 centimètres et confirme l'antéposition. Au spéculum on constate que le col est gros, exulcéré et donne issue à un mucus épais et jaunâtre.

On fait le diagnostic de métrite catarrhale chronique, avec col hypertrophie et scléro-kystique, et M. Pozzi pose l'indication opératoire suivante: curettage et schrœder.

L'examen des annexes étant très difficile, la malade est soumise à un examen sous le chloroforme. Voici les résultats de cet examen. Utérus en antéversion. Dans le cul-de-sac latéral gauche, et en arrière on sent par la palpation bimanuelle, une tumeur allongée ayant un pédicule rétréci du côté de la corne utérine. Cette tumeur adhère à la face postérieure de l'utérus dans le cul-de-sac de Douglas.

A droite on sent une tuméfaction mal limitée, proéminant dans le cul-de-sac de Douglas et isolée de la tumeur gauche.

Diagnostic. — Aux lésions utérines signalées, s'ajoute une double salpingite chronique et parenchymateuse avec ovaires prolabès dans les cul-de-sac de Douglas. On n'a pu se prononcer sur la lésion des ovaires.

Opération. — Laparotomie le 3 octobre 1890.

Examen des pièces. — La trompe gauche a le volume d'une grosse noix, elle est remplie d'un liquide caractéristique de l'hydrosalpinx.

Ch.   3

L'ovaire du côté gauche adhérait au péritoine pelvien et à l'intestin. En détruisant ces adhérences, l'ovaire se déchire en son milieu. Une moitié est enlevée avec la trompe, l'autre est ensuite pédiculisée et enlevée à part.

A droite de nombreuses adhérences enveloppent les annexes ; on libère d'abord la trompe dont le pavillon oblitéré adhère à la face postérieure de l'utérus.

Ces adhérences rompues, on redresse la trompe qu'il est difficile de tirer au dehors, grâce à une brièveté remarquable du ligament infondibulo-pelvien. Ce qui a également rendu très difficile la pédiculisation de la tumeur. La ligature posée, on sectionne au thermo-cantère, une hémorrhagie artérielle se produit. On saisit de nouveau le ligament large au-dessous de la section et on pose une nouvelle ligature. La trompe enroulée en spirale présentait des lésions d'hydrosalpinx en dehors et des lésions parenchymateuses en dedans.

Les ovaires étaient petits, durs et scléro-kystiques.

En somme, on avait là des lésions anciennes de salpingite en voie de transformation parenchymateuse et d'hydrosalpinx ; des ovaires scléro-kystiques, le tout immobilisé dans le cul-de-sac de Douglas par des adhérences résistantes.

La malade a parfaitement guéri.

OBSERVATION IX (personnelle).

Infection blennorrhagique ; hydrosalpinx droit ; salpingite catarrhale gauche ; double ovaire kystique ; ablation des annexes ; guérison.

Marguerite B..., 26 ans, entrée le 5 octobre.

Antécédents génitaux : Réglée à 14 ans, elle a eu une seule grossesse normale à 23 ans. A partir de ce moment, la malade commence à se plaindre de douleurs dans le bas-ventre. Elle se lève le quinzième jour après son accouchement, mais elle est obligée de s'aliter de nouveau à cause d'une hémorrhagie abondante, accompagnée de vives douleurs dans le ventre, de fièvre et de vomissements. Il est probable qu'elle a eu à ce moment une poussée de pelvi-péritonife.

Arrivée à Paris en 1889, elle devient syphilitique ; elle entre à Lourcine, salle Fracastor en mars 1890, où elle est soignée pour des accidents secondaires. Néanmoins, comme elle accusait des douleurs dans le bas-ventre et une leucorrhée abondante, on l'examine à ce point de vue. On constate à un premier examen une métrite catarrhale avec exulcération du col (métrite blennorrhagique). On constate de plus une tumeur salpingienne. Soignée pour la syphilis et pour sa métrite par des tampons de glycérine combinés à des attouchements au naphthol camphré sur le col, elle quitte l'hôpital très améliorée en juin. En septembre, elle revient à Lourcine pour les douleurs qui l'empêchent de travailler. Elle passe à Pascal en demandant avec instance une opération qui est décidée.

Le 13 octobre, examinée sous le chloroforme, M. Pozzi constate à droite et en arrière une tumeur molle et fluctuante et fait le diagnostic d'hydro ou de pyosalpinx, tandis qu'à gauche il ne lui semble pas trouver des lésions bien accusées.

Opération. — L'ablation des annexes du côté gauche est relativement facile; à droite les difficultés sont plus grandes à cause des adhérences et la tumeur y est beaucoup plus volumineuse. Elle a le volume d'un poing d'adulte et est distendue par un liquide transparent. On a de grandes difficultés à libérer cette trompe du ligament infundibulo-pelvien qui la bride en arrière.

La difficulté de la pédiculisation de la tumeur oblige à lier avec deux ligatures, une comprenant la partie du ligament large qui s'étend vers l'utérus, l'autre celle qui s'étend vers le ligament infundibulo-pelvien.

En résumé, il y avait ici à gauche des lésions ne dépassant pas les altérations de la salpingite catarrhale, mais l'ovaire ayant été reconnu scléro-kystique, les annexes sont enlevées.

A droite, la tumeur volumineuse signalée est formée par la trompe dilatée en hydrosalpinx présentant un renflement au niveau du pavillon oblitéré, elle présentait de plus des sinuosités très marquées s'étendant jusqu'à la corne utérine.

Les suites opératoires ont été excellentes.

Les observations X-XI jusqu'à XVII inclusivement terminent

la série des oophoro-salpingites chroniques non suppurées.
Nous ne répéterons pas ce que nous avons déjà dit pour
les hydrosalpinx et pour les salpingites parenchymateuses.
Nous insisterons surtout sur l'observation XI, dans laquelle,
à la suite d'une infection blennorrhagique soignée à Lourcine par M. Balzer, la malade est prise brusquement, trois
mois après le début de la blennorrhagie et la vaginite ayant
disparu, d'une poussée aiguë péritonitique. La malade, in-
terrogée, accusait un refroidissement. Mais si l'on veut
bien réfléchir à l'époque où cette poussée péritonitique a eu
lieu, c'est-à-dire au moment des règles qui se sont supprimées ; si, d'autre part, on porte son attention sur la nature
du processus constaté après l'ouverture du ventre, c'est-à-
dire sur cette péritonite adhésive sèche qui apparut après
l'incision du péritoine ; si l'on veut bien remarquer que
les anses intestinales agglutinées et soudées entre elles par
des adhérences récentes, molles, épaisses comme du fro-
mage, sans qu'il y ait d'exsudat liquide et floconneux,
comme dans la puerpéralité ; si, enfin, on insiste sur
l'absence complète de purulence, aussi bien dans les parties déclives que dans les trompes elles-mêmes, il nous
semble certain, malgré le manque des preuves bactériologiques certaines, que nous sommes en droit d'affirmer cliniquement, que nous avons, dans ce cas, été en présence
d'une péritonite blennorrhagique généralisée présentant
toutes les lésions et tous les caractères de la périmétro-
salpingite blennorrhagique localisée.

Ici les trompes étaient rouge vineux, très enflammées,
légèrement œdémateuses, présentant l'apparence, à la section, de la muqueuse vaginale dans les vaginites suraiguës;
il y avait conservation de la lumière de la trompe et enfin
les ovaires kystiques étaient peu altérés.

Evidemment cette femme avait eu une blennorrhagie
ascendante, l'utérus était encore malade, et les trompes
également étaient le siège d'un degré plus ou moins marqué
de salpingite aiguë. Au moment des règles on sait, comme
nous l'avons montré, et comme les recherches de
M. Tixeron, encore inédites, l'ont prouvé, que le gonocoque

qui se cultive seulement sur du sérum de sang humain, trouve, au moment de la période menstruelle, des organes tout préparés, un milieu de culture excellent pour se multiplier, et c'est sans doute à une poussée suraiguë de gonocoques qu'a été due cette péritonite aiguë, généralisée, sèche, adhésive, menstruelle.

Nous dirons enfin un mot de l'observation XII dans laquelle on a trouvé un varicocèle tubo-ovarien très marqué; malgré une grossesse antérieure cette malade avait toujours été mal réglée et on peut se demander si la présence d'un varicocèle tubo-ovarien n'était pas à incriminer.

Enfin dans l'observation XVI nous insisterons sur l'hystéropexie que le Dr Pozzi a pratiquée pour remédier à la rétro-position. Ajoutons que l'ablation des annexes a aussi été pratiquée et que c'est en unissant ces deux opérations qu'on a obtenu un vrai résultat.

La dernière de nos observations présente un intérêt particulier à cause des granulations miliaires généralisées que l'on a aperçues une fois le ventre ouvert; sans être certain de la nature bacillaire de ces granulations, on peut la supposer telle, et nous ne saurions trop faire remarquer combien rapidement l'amélioration s'est fait sentir.

Nous croyons donc fermement que dans nos 17 observations on ne pouvait *guérir* les malades qu'en intervenant chirurgicalement. Nous tenons à répéter ce que nous avons dit maintes fois, à savoir qu'à Lourcine Pascal non seulement on apprend à bien opérer, mais on apprend aussi et surtout à examiner soigneusement ses malades, à reconnaître les lésions avant de faire l'ablation des annexes. On peut, en un mot, dire que notre cher maître, le professeur agrégé Pozzi, enseigne à ses élèves non seulement à brillamment et complètement enlever les annexes malades, mais surtout à reconnaître et à respecter les annexes saines ou tout au moins curables sans qu'il soit nécessaire d'ouvrir le ventre.

OBSERVATION X.

*Hydrosalpinx gauche ; salpingite parenchymateuse droite ;
ovaires scléro-kystiques des deux côtés ; ablation des annexes ;
guérison.*

La nommée L... (Marie), âgée de 31 ans, entrée le 25 juillet 1890, salle Pascal A. Réglée à 16 ans. Ses règles ont toujours été très douloureuses et très abondantes, en outre la malade accuse depuis sa puberté un écoulement leucorrhéique constant. A 19 ans la malade accouche pour la première fois à terme d'un enfant mort-né. Après cet accouchement elle fut prise de frissons, de fièvre et semble avoir eu une fièvre puerpérale légère ; huit mois après elle eut une poussée de péritonite. Cependant à 21 ans elle devint enceinte pour la deuxième fois et eut un accouchement normal. A partir de ce deuxième accouchement qui paraît s'être passé sans incidents la malade n'a pas cessé de souffrir, surtout au moment des règles. Depuis quelques mois tous ces troubles allant en augmentant elle se décide à venir consulter à Pascal A. et à entrer à l'hôpital.

Elle est examinée quelques jours après par M. Pozzi, vers le 27 juillet. L'opération fut aussitôt décidée après cet examen dont voici les résultats : Au toucher, col gros, dur. On constate de chaque côté, à chaque commissure, une déchirure, celle de gauche est surtout prononcée. En outre, en promenant la pulpe de l'index sur le museau de tanche il est facile de reconnaître un certains nombre de points durs, saillants, ce sont des granulations du volume d'un grain de millet et que l'on rencontre souvent sur les cols scléreux. Le toucher combiné avec la palpation fait voir que l'utérus est en rétroflexion peu adhérente, mais très marquée. Le corps est dans le cul-de-sac de Douglas gros, mou et très mobile ; à droite on sent une tumeur également mobile formée par une trompe probablement parenchymateuse. A gauche la palpation est très douloureuse et le diagnostic très difficile. La cavité utérine mesure 7 centimètres et par la courbure de l'hystéromètre le diagnostic de rétroflexion est confirmé.

L'opération est pratiquée aussitôt après cet examen, fait sous chloroforme. Du côté gauche la tumeur est très adhérente aux parois du bàssin, on la décortique en déroulant l'extrémité supérieur du ligament large, elle est formée par la trompe dilatée en hydro-salpinx, elle est soudée à l'ovaire. Le trompe est dilatée en hydro-salpinx transparent et le kyste salpingien égale celui d'un petit œuf allongé, il occupe les 3/4 externes de la trompe; le 1/4 interne utérin est simplement œdèmatié. Il est impossible par la pression de faire sourdre du liquide de la trompe. L'ovaire est scléro-kystique, ratatiné présentant à sa surface des mamelons transparents; à sa section on y trouve un petit corps, très dur ayant l'apparence d'un petit corps fibreux et qui présente un noyau crétacé. Il a été nécessaire de faire deux pédicules, l'un portant sur l'adhérence pelvienne de l'ovaire et l'autre sur la partie utérine de la trompe. A droite la tumeur est presque exclusivement formée par l'ovaire scléro-kystique présentant un kyste du volume d'une noisette. Le reste de sa surface est mamelonné, on y voit la cicatrice de quelques corps fibreux. La trompe simplement un peu épaissie et infiltrée présente un pavillon intact. En somme le diagnostic se trouve vérifié en ce sens que l'altération du côté gauche était surtout salpingienne et celle du côté droit ovarique; mais au lieu d'une salpingite parenchymateuse il existait un hydrosalpinx.

OBSERVATION XI (personnelle.)

Péritonite aiguë consécutive à la blennorrhagie ; ablation des annexes; guérison. (Revue de chirurgie t. XI, p. 630, 1891, Bozzi-Baudron.)

O... (Irma), 23 ans, entrée le 11 novembre. Première grossesse il y a deux ans. Il y a sept mois, deuxième grossesse ; il y a trois mois blennorrhagie. Est soignée par M. Balzer à Lourcine, sort presque guérie, reprend son travail, lorsqu'il y a huit jours ses règles sont brusquement interrompues par un refroidissement. Le soir même elle est prise de faissons répétés violents, de fièvre, de vomissements d'abord alimentaires, puis verdâtres. Le lendemain 11 novembre, son état s'étant aggravé, elle se décide à entrer à Pascal. Lorsque nous la voyons le jour même à la visite du soir, nous sommes frappés de son facies grippé vraiment abdominal. Le 12 au matin,

M. Pozzi l'examine et constate une sensibilité généralisée du ventre sans ballonnement. Les fosses illiaques sont douloureuses d'une façon égale ; la malade n'a pas de fièvre, mais elle a des vomissements incessants ; on ordonne de la glace sur le ventre. Le 13, même état stationnaire, les vomissements n'ont pas diminué ; l'examen par le toucher ne donne pas ou presque pas de renseignements, à cause de l'impossibilité de faire la palpation combinée avec le toucher ; l'opération est décidée.

Examen sous choroforme. — Col mou, entr'ouvert. Utérus en antéposition, segment inférieur de l'utérus très ramolli. Dans le cul-de-sac latéral à gauche, empâtement mollasse sans tumeur nettement circonscrite. En arrière et à droite, tumeur assez volumineuse, élastique, accolée à la face latérale de l'utérus.

Diagnostic. — Double tumeur salpingienne probablement purulente avec soupçon de rupture à gauche et péri salpingite aiguë.

Opération. — A l'ouverture du ventre, la masse intestinale forme un paquet au devant de l'utérus. Des adhérences produites par des pseudo-membranes existent dans les angles de flexion de l'intestin ; on arrive à dégager les annexes et à les attirer ; on constate que les trompes sont congestionnées, couleur de lie de vin ; leur pavillon n'est pas oblitéré ; les ovaires présentent des petits kystes folliculaires. M. Pozzi hésite quelque temps à enlever les annexes, mais il s'y décide à cause de l'inflammation manifeste des trompes par lesquelles il soupçonne que s'est faite l'infection du péritoine pelvien. Dans le petit bassin et le long du cæcum il n'existe, en effet, aucun foyer inflammatoire ; l'intestin est soigneusement libéré de ses nombreuses adhérences ; on enlève quelques fausses membranes fibrineuses. Il est facile de constater qu'une anse du gros intestin, gonflée de gaz et incarcérée par les adhérences, donnait la sensation d'un pseudo-kyste sur les côtés de l'utérus même quand elle était palpée directement par l'ouverture abdominale ; on se rend compte, dès lors, de l'erreur d'appréciation commise pendant l'examen clinique. Lavage et drainage du péritoine.

Dès le troisième jour après l'opération cette malade était méconnaissable, sa physionomie grippée avait disparu, plus de vomissements, presque plus de sensibilité du ventre. Le 15 décembre, la malade est guérie ; réunion complète de sa plaie au premier pansement, le neuvième jour.

OBSERVATION XII.

Hydrosalpinx droit ; salpingite parenchymateuse gauche ; ovaires scléro-kystiques ; varicocèle tubo-ovarien double ; ablation des annexes ; guérison.

B..., 23 ans, entrée le 25 novembre, réglée à 13 ans, irrégularité et douleurs dans les menstrues dès le début. Grossesse à 19 ans, la délivrance fut laborieuse. Depuis son accouchement, leucorrhée abondante ; douleurs en urinant surtout il y a un an, les règles alors sont devenues plus douloureuses et s'accompagnaient d'irradiations lombaires qui rendent la marche difficile. La malade se plaint d'avoir surtout des douleurs du côté gauche. En résumé, dysménorrhée depuis les premières règles avec exagératien de tous ces phénomènes à la suite d'une infection mixte puerpérale et blennorrhagique. Elle entre dans le service de M. Pozzi où on constate une ouble tumeur salpingienne. Laparotomie le 4 décembre 1890.

Opération et description des pièces. — Les annexes sont englobées dans des adhérences anciennes. Pendant l'incision du péritoine, la malade respirant mal, une anse intestinale vient se mettre sous le tranchant du bistouri. La tunique musculaire est entamée, M. Pozzi fait un point de suture de Lambert et termine l'opération en libérant laborieusement les annexes des adhérences qui les fixaient.

Les annexes du côté gauche offrent des lésions de salpingite parenchymateuse avec ovaire sclérosé et kystique, un des kystes a le volume d'un gros pois. En liant le pédicule, on constate la présence d'un varicocèle tubo-ovarien très développé. Si bien qu'on crut un moment qu'il y avait une anse intestinale prise dans la ligature. Cette erreur était due à une grosse veine qui simulait une anse intestinale. Celle-ci ayant été perforée par l'aiguille de Deschamps, donne lieu à une hémorrhagie abondante, en même temps qu'on constate la disparition de la prétendue anse. Pour arrêter cette hémorrhagie qui avait lieu surtout par la surface de section du pédicule, M. Pozzi fait un surjet au catgut sur le bord supérieur du ligament large sectionné. L'hémorrhagie est ainsi arrêtée.

Les annexes du côté droit présentent du côté de la trompe un hydrosalpinx assez développé à parois très minces, un ovaire scléro-kystique. Ici encore existe un varicocèle tubo-ovarien, mais il est beaucoup moins développé que du côté gauche.

La ligature du pédicule, faite avec le nœud de Lawson Tait, lâche dans sa partie externe, une hémorrhagie artérielle se produit dans la partie sectionnée du ligament infundibulo-pelvien. Cette accident se produit fréquemment lorsque le ligament infundibulo-pelvien est court. On est obligé, dans ce cas, de lier le ligament large en deux parties, une externe qui comprend le ligament infundibulo-pelvien et ses vaisseaux, l'autre interne qui comprend surtout la trompe. — Rien à signaler dans les suites opératoires qui ont été des plus satisfaisantes.

OBSERVATION XIII (personnelle).

Salpingite chronique parenchymateuse ; kyste sous-tubaire ;
ovaires scléro-kystiques ; ablation des annexes ; guérison.

L... (Berthe), âgée de 30 ans, entrée salle Pascal A, 11 novembre 1890, a toujours été bien réglée depuis l'âge de 14 ans. A 6 ans, elle eut une fièvre typhoïde, à 10 ans et à 18 ans une bronchite.

Mariée à 26 ans, la malade a eu une première grossesse à 27 ans, au mois de juillet de cette année, elle eut une métrorrhagie abondante qui dura huit jours et s'accompagna de très peu de douleurs.

Examen sous le chloroforme. — M. Pozzi porte le diagnostic de salpingite chronique parenchymateuse avec ovaires scléro-kystiques. Opération le 4 décembre. Une fois l'incision abdominale faite, M. Pozzi constate que sur la face antérieure de l'utérus existe un renflement noueux dû sans doute à un petit corps fibreux intestitiel de la paroi antérieure de l'utérus.

Une rapide exploration lui montre les annexes malades, il

va d'abord chercher les annexes gauches prolabées presque entièrement dans le cul-de-sac de Douglas. Les annexes droites sont ensuite enlevées.

Du côté droit existe un kyste transparent, du volume d'un gros œuf, situé dans l'aileron de la trompe immédiatement accolé d'une part à la trompe, et d'autre part à l'ovaire petit et d'aspect cirrhotique, qui semble une réunion de petits kystes (dégénérescence-scléro-kystique). La trompe de ce côté est intacte, mais rouge et congestionnée. Du côté gauche l'ovaire est aussi scléro-kystique, et très altéré dans sa structure. La trompe est rouge, mais son pavillon est libre.

En somme, le diagnostic se trouve absolument vérifié, altération kystique des annexes à droite.

Enfin, il faut ajouter au diagnostic la notion du petit corps fibreux de la face antérieure de l'utérus.

En résumé, les annexes supprimées, les douleurs et les métrorrhagies le sont également.

Suites opératoires excellentes, guérison par première intention.

Observation XIV (personnelle).

Oophoro-salpingite chronique ; trompe parenchymateuse ; ovaïres scléro-kystiques ; ablation des annexes ; guérison.

Fr... (Virginie), 28 ans. Entrée le 28 octobre 1890, Pascal A, lit n° 8.

Les antécédents héréditaires sont nuls. Antécédents personnels et génitaux. Enfance maladive. Réglée à 14 ans avec un retard de quatre à cinq jours chaque fois. 4 grossesses de 19 à 25 ans. La première et la deuxième grossesse virent apparaître des douleurs qui ont toujours persisté depuis. Ces douleurs siégeaient dans le bas-ventre et étaient accompagnées de météorisme très prononcé.

Depuis avril 1889, les douleurs sont beaucoup plus intenses, elles ont obligé la malade à entrer dans le service de M. Siredey.

C'est surtout pendant la période menstruelle que les phénomènes douloureux sont accusés. En outre, la malade accuse des pertes blanches, très abondantes pendant la semaine qui suit les règles. Ces pertes sont apparues, il y a un ou deux ans, par conséquent après la dernière grossesse. Elles ont été très abondantes au début de leur apparition, et elles étaient jaunâtres à ce moment.

Depuis le mois d'avril 1889, tous les phénomènes pathologiques se sont accentués et depuis trois mois, ils ont pris un tel caractère d'acuité que la malade entre à Pascal, décidée à l'opération qui doit la guérir quelle qu'elle soit.

A son entrée, on constate un facies douloureux sinon grippé. La palpation abdominale pratiquée au lit de la malade sans la combiner avec le toucher est très douloureuse.

Examen le 1ᵉʳ novembre.— On constate que le col de l'utérus est petit, dur, scléreux. Le corps est en rétroposition. Les annexes sont douloureuses et offrent les caractères de l'oophoro salpingite chronique non suppurée et non kystique.

Le 20 novembre, examen sous le chloroforme. A gauche, on trouve une petite masse dure, grosse comme un œuf d'oie, très adhérente au pelvis, formée probablement par un gros ovaire scléro-kystique et une trompe parenchymateuse, le tout fusionné. A droite, mêmes lésions moins volumineuses et plus adhérentes.

L'opération est pratiquée le jour même aussitôt après cet examen. Rien à signaler pendant la durée de la salpingotomie, trente minutes. Les annexes sont cependant très difficiles à enlever, la décortication détermine une hémorrhagie assez forte arrêtée avec des compresses.

Examen des pièces. A gauche ovaire scléro-kystique, trompe parenchymateuse intimement unis l'un à l'autre. L'ovaire scléreux contient plusieurs kystes, l'un séreux du volume d'un pois, l'autre hématique gros comme une noisette. Le pavillon de la trompe a disparu et la lumière aussi, remplie qu'elle est d'une sorte de pulpe due aux replis foliacés et épaissis de la muqueuse.

A droite mêmes lésions, mais la trompe est plus épaisse, son pavillon existe à l'état de vestige et forme un petit moignon ayant l'apparence d'un bouton de marguerite.

A la coupe la trompe est épaissie et présente une muqueuse

avec des replis exubérants. En un point la trompe a été comme sectionnés et forme un îlot que circonscrivent des adherences résistantes.

L'ovaire droit est très adhérent à la trompe et parsemé de petits kystes séreux au milieu desquels un gros corps jaune.

OBSERVATION XV (personnelle).

Oophoro salpingite chronique; trompes parenchymateuses;
ovaires scléro-kystiques.

Br... (Jeanne), 27 ans, entrée le 10 janvier 1891, Pascal (A), opérée le 26 janvier (cette malade a toujours été bien réglée jusqu'à son mariage il y a trois ans). Grossesse à 25 ans, suites normales toutefois depuis le premier mois de son mariage pertes blanches abondantes, sensation d'ardeur en urinant. Ces phénomènes ont augmenté depuis cinq mois, les règles sont devenues atrocement douloureuses, la marche est rendue difficile et c'est surtout parce que depuis cinq semaines il y a eu comme une recrudescence dans tous ces troubles que la malade s'est décidée à entrer à Pascal.

L'opération est décidée après un examen qui donne les résultats suivants : Oophoro-salpingite chronique des deux côtés. Ovaires scléro-kystiques. Opération faite le 26 janvier ; rien à signaler sinon un suintement abondant qui oblige M. Pozzi à faire un drainage avec une mèche. Suites excellentes, réunion par première intention. Sortie le 24 février. L'examen des pièces confirme entièrement le diagnostic.

OBSERVATION XVI (personnelle).

Salpingite chronique parenchymateuse. Rétroflexion très
adhérente, ablation des annexes. Libération des adhérences.
Gastro-hystéropexie; guérison.

Marie Ch., 34 ans, entrée le 5 octobre 1890 à Pascal, lit n° 18. Antécédents héréditaires nuls.

Antécédents personnels. — Réglée à 16 ans, a toujours souffert et à toujours eu des pertes blanches. Les douleurs ont augmenté beaucoup à l'âge de 20 ans, c'est-à-dire après sa première grossesse et son premier accouchement qui a eu lieu, la malade ayant 19 ans. Ces douleurs ont été si fortes qu'elles ont forcé la malade à garder le lit pendant trois mois.

Dix-huit mois après cet accouchement, première fausse couche de cinq mois après une chute.

Retour des règles trois mois après. Accouchement à 28 ans, il y a six ans. Les douleurs disparaissent un peu, mais les pertes blanches n'ont jamais cessé. Deuxième fausse couche il y a un an après une chute de voiture. Depuis ce temps les douleurs ont augmenté au point qu'il y a deux mois la malade a été obligée de s'aliter pendant trois semaines. Entrée à Saint-Antoine où on l'envoie à Pascal. Examen sous chloroforme par M. Pozzi. On constate que l'utérus est en rétroflexion très adhérente. En outre des deux côtés et spécialement à gauche on trouve une tumeur du volume d'un gros œuf dépendant manifestement des annexes très adhérentes.

Diagnostic. — Double oophoro-salpingite chonique adhérente provoquant et entretenant la rétroflexion. M. Pozzi propose une opération ayant pour but non seulement d'enlever les annexes malades mais aussi de redresser l'utérus.

L'opération est pratiquée le 8 novembre 1890.

A l'ouverture de l'abdomen on constate; en introduisant la main dans le ventre, que l'utérus est complètement replié en arrière.

Les intestins gênent considérablement la recherche des annexes (de plus la malade respire mal.)

On parvient cependant à détacher les annexes du côté gauche, à les lier et à les enlever.

Pour faire la même opération du côté droit on est obligé de mettre la malade dans la position déclive de Trendelenburg, en faisant soulever chacune de ses jambes fléchie sur l'épaule d'un aide.

Tout au début de l'opération, M. Pozzi a réduit la rétroflexion en ramenant l'utérus en avant; le corps était maintenu dans le cul-de-sac de Douglas et soudé au niveau de l'angle de flexion par des adhérences résistantes.

La ligature du pédicule droit est très difficile à cause de sa brièveté et de sa largeur. Un premier nœud de L. Tait lâche doit être remplacé par deux ligatures isolées placées au-dessous.

Pendant la suture de la paroi abdominale on a soin de comprendre dans la suture du péritoine et du feuillet aponévrolique à la partie inférieure de la plaie :

1° Le fond de l'utérus dont la couche superficielle est transpercée par le surjet de catgut en deux points.

2° Le pédicule des annexes du côté droit.

L'anté position est ainsi très solidement assurée.

L'examen des pièces permet de vérifier le diagnostic. A gauche la trompe est parenchymateuse mais moins volumineuse qu'à droite, en la pressant entre les doigts on constate qu'elle est épaissie et que ses parois sont lardacées. A la coupe la lumière est presque oblitérée. L'ovaire est volumineux et parsemé de petits kystes. A droite, trompe du volume de l'index ayant lâché sous la ligature parce que le tissu dont elle est formée est coupé par la soie. Même apparence lardacée qu'à gauche. L'ovaire est plus petit et scléro-kystique.

Suites opératoires excellentes. La malade sort guérie six semaines plus tard.

L'utérus est parfaitement fixé à la paroi abdominale.

OBSERVATION XVII (personnelle).

Ophoro-salpingite probablement bacillaire ; granulations miliaires sur le péritoine pelvien et l'épiploon. Ascite. Ablation des annexes ; lavage ; drainage ; Guérison.

M. (Marie), 22 ans, entrée le 9 août '1890, salle Pascal A, lit n° 22. Antécédents héréditaires nuls. Antécédents personnels, méningite à 4 ans (??). Réglée pour la première fois à l'âge de 13 ans l'a toujours été assez bien depuis ; toutefois elle accuse une leucorrhée assez abondante depuis longtemps et même avant son mariage qui a eu lieu il y a trois ans. Treize mois après son mariage premier enfant à terme. Au cinquième mois de cette grossesse, poussée fébrile ; la malade a eu à ce moment d'assez vives douleurs dans le ventre, du délire et de la fièvre. Les suites de couches furent normales ainsi que l'ac-

couchement. Toutefois, depuis, les pertes blanches sont devenues très abondantes et les règles très douloureuses. Le
30 juin 1890, fausse couche de deux mois et demi, le 25 juillet,
il y a quinze jours, poussée douloureuse dans le ventre, dans
les reins. En même temps ·les rapports conjugaux devinrent
très douloureux, les phénomènes augmentèrent et le 9 août,
la malade se décide à entrer à l'hôpital.

Le premier examen fait par M. Pozzi fut pratiqué le
15 août 1890. Il trouve un col gros, ulcéré, velouté, lèvre postérieure dure.

L'utérus est légèrement abaissé en anti-courbures. En outre
dans le cul-de-sac postérieur, en déprimant très fortement, on
sent une tumeur en forme de véritable boudin sensible à la
pression, à droite surtout.

A gauche, petite tumeur oblongue sur le cou et en arrière
de l'utérus. Ces tumeurs ne sont guère nettement perceptibles
qu'en déprimant fortement les deux culs-de-sac. La douleur surtout à droite est provoquée par cette exploration. M. Pozzi
porte le diagnostic de métrite cervicale avec double salpingite chronique et parenchymateuse, surtout à droite.

Le 5 septembre, un nouvel examen est pratiqué, il confirme
le précédent; mais les deux ovaires semblent prolabés dans le
cul-de-sac et scléro-kystiques.

L'opération est pratiquée le 8 septembre.

A l'ouverture du ventre il s'écoule environ un demi-litre
de sérosité trouble. On remarque que les parois abdominales
sont vasculaires et que le péritoine pariétal rouge est épaissi;
l'épiploon rouge et vasculaire présente un certain nombre de
granulations miliaires. De même les anses intestinales, on a
sous les yeux l'aspect de la granulie péritonéale.

Les annexes du côté gauche sont enlevées facilement. Celles
du côté droit le sont après une décortication assez laborieuse;
on les amène au jour en les retirant du cul-de-sac de Douglas.
On trouve des deux côtés des lésions analogues mais plus
prononcées à droite.

Les trompes très épaissies, contournées sur elles-mêmes, présentent par place des épaississements et dans toute leur étendue offrent la rigidité du canal déférent. Leur calibre varie

entre celui d'un gros crayon et celui du petit doigt. Le pavillon n'a pas disparu. Elles sont d'une couleur violacée avec points blanchâtres, au niveau des endroits les plus épaissis.

Les ovaires scléro-kystiques sont parsemés de petits kystes folliculaires. A droite, existe un petit kyste du corps jaune du volume d'un gros pois. A la surface de la séreuse des trompes et de la partie de l'aileron qui a été enlevée, granulations miliaires.

A la coupe, parois tubaires très épaissies, aspect lardacé ; sur certains point l'aspect est jaunâtre ; elles ne contiennent pas de pus mais de la sérosité blanche en très petite quantité.

En somme, le diagnostic se trouve vérifié et en plus il est augmenté de la notion de la nature, qui est très vraisemblablement tuberculeuse.

Lavage de péritoine. Drainage avec une bandelette de gaze iodoformée sortant par l'incision abdominale. Vu l'étendue des granulations, pas d'ablation d'épiploon.

La malade sort guérie le 3 octobre 1890.

Elle a écrit en novembre 1890 qu'elle se portait très bien.